DE
L'EAU MINÉRALE NATURELLE

IODOBROMURÉE CALCAIRE

DE SAXON EN VALAIS (SUISSE)

ET

DE LA ROCHE DOLOMITIQUE

QUI LUI DONNE NAISSANCE,

PAR

M. OSSIAN HENRY PÈRE,

Membre de l'Académie impériale de médecine et chef de ses travaux chimiques, etc.

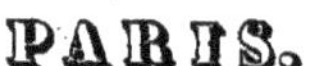

PARIS.

IMPRIMÉ PAR E. THUNOT ET Cᵉ, RUE RACINE, 26.

1859

DE

L'EAU MINÉRALE NATURELLE

IODOBROMURÉE CALCAIRE

DE SAXON EN VALAIS (SUISSE)

ET

DE LA ROCHE DOLOMITIQUE

QUI LUI DONNE NAISSANCE,

PAR

M. OSSIAN HENRY PÈRE,

Membre de l'Académie impériale de médecine et chef de ses travaux chimiques, etc.

J'ai publié en 1856, dans le *Journal de pharmacie et de chimie* (t. 29), l'analyse que j'avais faite sur place, un an avant, de l'eau minérale *iodobromurée* de Saxon en Valais (Suisse), et j'ai cru devoir alors appeler l'attention des médecins sur cette eau, aussi remarquable par sa composition chimique que par ses vertus médicales.

Bien que l'eau de Saxon soit connue dans le pays valaisan depuis un temps immémorial(1) et qu'elle soit employée chaque

---

(1) Dans une notice de MM. Rœssinger et Claivaz sur l'eau de Saxon en Valais, il est dit à l'historique de cette eau :

« La découverte des eaux de Saxon n'a pas d'époque déterminée ; les ha-
« bitants de la contrée s'en servaient de temps immémorial pour la guéri-
« son de plusieurs maladies, et les anciens rapportent à ce sujet qu'on leur
« attribuait des vertus magiques, à cause des cures remarquables qu'elles
« avaient produites ; aussi avait-on coutume après chaque guérison de
« planter en signe de reconnaissance de petites croix aux environs de la
« source, ce qui l'avait fait appeler par les gens du pays la *fontaine aux*
« *croix*, la *fontaine chaude*. Dans les maladies des yeux, c'était leur collyre
« habituel ; dans les plaies, les ulcères, les contusions, les entorses, ils s'en
« servaient en lavage et en application, au moyen de linges imbibés ; plus
« tard on s'avisa de l'employer en bains contre les douleurs rhumatismales

1

année avec grand succès par les habitants du lieu ou par ceux
des contrées voisines, ce n'est véritablement que depuis vingt
ans environ que M. le docteur Claivaz, propriétaire de la source,
a attiré sur elle l'attention publique. Ce savant docteur, convaincu par les faits de l'efficacité de l'eau de Saxon, d'après les
remarquables effets obtenus par son usage, même dans les conditions les moins favorables, eut la généreuse pensée, dans un
but tout philanthropique, de créer près de la source un petit
établissement thermal. Cet établissement a pris progressive-
ment un peu plus de développement, et chaque année un
nombre assez considérable de malades sérieux vient y chercher
le soulagement et bien plus souvent la guérison.

L'eau minérale qui nous occupe, malgré les nombreux travaux auxquels elle a donné lieu, est à peine connue en France ;
de plus, bien que l'autorisation de la vendre dans notre pays
ait été accordée par le gouvernement depuis plus de huit ans,
aucune bouteille ne se débite ici, et c'est à peine si les médecins se doutent de l'existence de cette eau importante.

Plein de confiance dans les avantages qu'elle doit présenter à
la thérapeutique pour le traitement de plusieurs maladies graves,
puisque l'expérience de longues années l'a démontré, convaincu
aussi de ses résultats avantageux pour combattre certaines con-

---

« et les maladies de la peau ; on recourait encore aux propriétés dépuratives
« de la source pour guérir les moutons et les chevaux de la teigne. » (Pendant mon séjour à Saxon, l'année dernière, j'ai vu laver encore des bestiaux
avec cette eau.)

« Ce n'est qu'en 1839 que des guérisons remarquables fixèrent l'attention
« de M. l'ex-conseiller d'État, docteur Claivaz, et provoquèrent de sa part
« les premiers travaux qui devaient avoir pour résultat un établissement
« complet ; des bains provisoires furent d'abord établis ; un hangar en
« planches et quelques baignoires en formaient tout le matériel.

« Avec des moyens aussi incomplets, M. le docteur Claivaz obtint des
« résultats d'autant plus remarquables que les malades ne pouvaient suivre
« un régime convenable, qu'ils étaient mal logés et à une distance éloignée
« des bains, où ils se rendaient deux fois par jour, exposés ainsi aux intem-
« péries de la saison.

« Ces succès devaient naturellement faire naître le désir d'en obtenir de
« plus brillants encore ; un établissement spécialement consacré aux bains
« était nécessaire ; il fut construit aussi près de la source que possible avec
« un hôtel pour les baigneurs, etc., etc. »

stitutions débiles lymphatiques ou même de nature scrofu-
leuse, si commune dans les grandes cités et les grands centres
de population, j'ai eu la pensée de me rendre à Paris détenteur
de l'eau de Saxon ainsi que de la roche naturelle *iodobromurée*
qui la minéralise, afin de mettre la médecine à même d'employer dans l'administration médicale cette eau précieuse ainsi que
les divers composés qu'on peut faire avec la susdite roche (1).

Ceci posé, il est tout à fait indispensable de rappeler les propriétés chimiques de l'eau de Saxon, sa composition établie par
l'analyse, la position et le débit de la source qui la fournit,
puis la nature de la roche dolomitique dans laquelle elle se
minéralise. Je vais donc emprunter à mon travail de 1856
presque tout ce qui va suivre, et j'y joindrai le résumé que
MM. les docteurs Claivaz et Grillet ont fait des propriétés médicales de cette eau, résumé d'observations recueillies pendant
vingt années d'application de l'eau qui nous occupe.

De la source de Saxon en Valais.

Le voyageur qui quitte la petite ville de Martigny pour se
rendre à Sion, capitale du Valais (Suisse), par la route du Simplon, ne tarde pas à apercevoir sur sa droite une montagne
élevée que termine une pierre ou roche volumineuse. C'est le
pic de *Pierre-à-voir* (Saxum), but de beaucoup de touristes qui
parcourent le pays valaisan. En quittant cette montagne pour
se rapprocher de la vallée on aperçoit le village de Saxon et
les ruines d'un château du moyen âge qui dut avoir une certaine importance; au bas de ces ruines et dans la vallée même
se trouve *la source de Saxon*, enfermée dans un petit pavillon
couvert. Cette source sourd par deux ou trois griphons au fond
d'un bassin de 2 mètres carrés, et d'une profondeur de plus de
5 mètres. On descend dans la source par quelques marches, et le
bassin fermé par un couvercle mobile est traversé par une pompe

---

(1) Ne pouvant m'occuper par moi-même de l'exploitation commerciale,
je me suis entendu avec MM. Page et Blondeau, pharmaciens administra-
teurs de la Compagnie des propriétaires de Sources, qui se sont chargés de la
vente en gros de cette eau dans les magasins de cette Compagnie (passage
Sainte-Croix de la Bretonnerie, n° 3). La vente en détail est faite dans toutes
les Pharmacies et rue de Grenelle Saint-Honoré, 42.

destinée à puiser du fond l'eau minérale. L'eau prise ainsi sert à la buvette ou à la mise en bouteilles; à l'aide de conduits elle est distribuée à une petite distance à l'établissement thermal, pour l'usage des bains et des douches, etc.; enfin l'excédant de la source coule par un trop-plein au Rhône qui est situé à 2 kilomètres dans la vallée.

La source de Saxon, en 1855, 1856, 1857, offrait un débit évalué à 5oo,ooo litres par vingt-quatre heures ; c'était une sorte de petite rivière minérale. Depuis quelques années et par suite sans doute de tremblements de terre, le débit a diminué sensiblement en raison de deux crevasses existant dans le bassin ; une d'elles a déjà été en partie bouchée l'année dernière.

L'eau prise dans le bassin est sensiblement thermale, elle marque 24 à 25 degrés centigrades. Sa saveur est assez fade, puis un peu aromatique; son odeur, nulle d'abord est quelquefois légèrement *sulfureuse*, puis *safranée*. Enfin elle offre une limpidité complète qui change très-peu à l'air, mais disparaît lorsque l'eau est soumise à l'ébullition; elle se trouble alors fort sensiblement.

A quelques centaines de pas en avançant vers la route, on aperçoit l'établissement thermal de Saxon ainsi que l'hôtel destiné aux baigneurs. Dans cet établissement existent les cabinets de bain, les piscines, les appareils de douches, etc., etc. Près d'un des salons de réception et au long d'une terrasse on remarque une roche dont on parlera plus loin, et qui laisse voir une excavation voûtée dans laquelle on peut pénétrer; sous le salon sont des celliers spacieux dont les murs sont tapissés d'efflorescences *iodobromurées*, et dans le sol duquel on trouve, à une petite profondeur, une nappe d'eau très-chargée de ces principes minéralisateurs.

Nota. Un fait bien connu dans le pays, c'est qu'à une demi-lieue de l'établissement, à l'endroit où l'excédant de la source se déverse dans le Rhône, il existe un village dans lequel on ne remarque que très-peu de goîtreux parmi les habitants qui boivent l'eau *ainsi mélangée*, tandis qu'au-dessus, où l'on fait usage seulement des eaux de la montagne, les goîtres y sont communs.

Revenons à l'eau minérale de Saxon envisagée au point de vue de sa composition chimique.

Les réactifs démontrent dans l'eau *intacte* ou *concentrée*, savoir : des *sulfates*, des *chlorures*, des *carbonates* ou *bicarbonates*, des indices de *phosphates*, de la *chaux*, de la *magnésie*, de la *soude*, des traces fort légères de *potasse* et d'*oxyde de fer*, de la *silice*, de l'*alumine*, des *iodures* et *bromures* en proportions fort notables, quelques indices d'*arséniure* ou d'*arséniates*, enfin quelquefois, mais passagèrement, des *sulfures*. Ces divers principes ne sont souvent manifestes que dans les dépôts laissés après la concentration de l'eau et surtout dans celui que fournit l'appareil de chauffage par serpentinage pour les bains et les douches ; car, nous le répétons, l'eau de Saxon n'ayant que 24 à 25 degrés centigrades, doit être élevée artificiellement de quelques degrés pour être administrée en bain.

Quoique la plupart des éléments minéralisateurs signalés tout à l heure soient doués de propriétés médicales non contestables, il faut avouer que c'est plus particulièrement aux *iodures et bromures* que l'on peut rapporter les vertus les plus remarquables de l'eau. Aussi ce sont ces principes qui spécialisent l'eau de Saxon, à cause de leur état de combinaison et de la grande proportion, *pour une eau naturelle*, où ils se trouvent.

Leur existence, celle de l'*iode* surtout, signalée tour à tour par plusieurs chimistes, a permis d'expliquer les effets, *vraiment merveilleux quelquefois*, que produit cette eau dans certaines applications médicales, et bien qu'il se soit élevé à une certaine époque, dans l'esprit d'un ou deux seulement, des doutes sur l'existence de cet *iode*, la considérant comme *intermittente* ou due à des circonstances particulières étrangères à la formation naturelle de l'eau, aujourd'hui on est d'accord sur la nature *iodobromurée* bien réelle de l'eau de Saxon.

Les expériences ont donc eu pour objet de démontrer, non plus la présence de l'*iode* et *du brome*, mais les proportions sous lesquelles ils existent dans l'eau en question.

Présence de l'iode. Expériences.

Quand après avoir ajouté dans cette eau une solution récente d'amidon, on y verse *avec beaucoup de précaution*, soit : 1° de l'*acide sulfurique,* de l'*acide azotique* ou *hypoazotique,* soit de l'*acide chloreux;*

2° De l'*hypochlorite de chaux;*

3° Du *chlore;*

4° De l'*acide formique,*

On voit ou *immédiatement* ou *après quelques instants* se développer une *belle couleur bleue.*

Nota. Quelquefois cette apparition n'a pas lieu, même avec les précautions que nous venons d'indiquer, et elle n'arrive qu'après un contact à l'air plus prolongé.

La *coloration bleue* se manifeste plus rapidement au moyen de l'amidon, quelquefois *immédiatement* sans aucune addition ;

5° Et d'une solution étendue d'*hypermanganate de potasse,* ou après qu'on a agité l'eau avec un peu de sulfate de plomb.

6° Enfin, quand on mélange ladite eau avec la même solution amylacée et qu'on y fait passer un long *courant d'acide carbonique,* le liquide devient bientôt trouble ou nébuleux et *la coloration n'est pas équivoque.* Nous dirons tout à l'heure quelle conclusion on peut déduire de cette réaction.

Avec d'autres agents on détermine encore la manifestation de l'iode ; ainsi qu'on réduise l'eau minérale au tiers de son volume primitif et qu'on y ajoute :

7° Du *nitrate de palladium,* on voit se produire de suite un précipité brun qui, recueilli et séché, puis traité par le peroxyde de manganèse et l'acide chlorhydrique dans un petit appareil approprié, donne des vapeurs *violettes* susceptibles en se condensant de fournir l'*iode en lamelles métalloïdes;*

8° Du *bichlorure de mercure,* on voit peu à peu naître l'*iodure rouge mercurique ;*

9° De l'*acétate neutre de plomb,* on a un dépôt blanc jaunâtre ;

10° Avec le deutosulfate de cuivre mêlé de protosulfate de fer, il se fait un précipité marron d'où l'on peut retirer ultérieurement l'*iode en vapeurs violettes ;*

11° Enfin avec l'*azotate d'argent acide* on obtient un *précipité caillebotté jaunâtre* qui, réduit au moyen du zinc et de l'acide sulfurique par la voie humide, fournit un liquide où la présence de l'iode peut être très-aisément manifestée.

A cet ensemble de caractères, il est impossible de douter de

l'existence de l'iode dans l'eau de Saxon et de plus de la proportion élevée relativement aux autres eaux minérales connues.

Cette manifestation de l'iode est, nous le répétons, très-nette
sans qu'on ait besoin de concentrer l'eau de Saxon (1).

Présence du brome.

La *présence du brome* à côté de l'iode ici, n'est pas moins évi-
dente.

Nous l'avons reconnue de la manière suivante :

L'eau de Saxon, additionnée d'une solution d'azotate acide d'argent, a donné un précipité jaunâtre caillebotté abondant qui, recueilli et lavé, fut délayé dans l'eau distillée et mis en contact avec
de l'acide sulfurique pur et de la grenaille de zinc. Après la réaction ordinaire accompagnée souvent d'un dégagement d'acide
sulfhydrique, on a eu la formation de sels de zinc nouveaux
(iodure et bromure). La solution concentrée pour séparer le plus
possible de sulfate zincique facilement cristallisable, a donné une
eau mère qui fut introduite dans un vase étroit avec une liqueur
d'amidon, une bonne couche d'éther sulfurique et de l'acide
azotique ou de l'hypermanganate de potasse ajoutés avec précaution. Le mélange, bien bouché et agité vivement, ne tarda
pas à fournir le départ de l'*iode en iodure bleu d'amidon* insoluble
et en *brome* colorant l'éther en jaune orangé. L'*éther bromé*, dé-
canté avec soin, traité par la potasse, calciné fortement, nous
a bientôt fourni, après des évaporations convenables, un bromure alcalin très-facile à reconnaître.

Nota. Lors de l'exposition universelle à Paris, un vase con-
tenant le départ de l'*iode et du brome*, comme on vient de l'indiquer et provenant de 6 litres d'eau de Saxon, a été longtemps
exposé dans les vitrines.

---

(1) L'iode existe bien réellement d'une manière naturelle dans l'eau de
Saxon, et il serait impossible de supposer qu'il a pu y être ajouté artificiellement, vu l'écoulement de la source aujourd'hui de 300,000 litres par vingt-
quatre heures ; il a été de 500,000 litres avant les crevasses, il faudrait
supposer pour cette addition une dépense énorme, plusieurs centaines de
mille francs, ce qui doit éloigner toute supposition de supercherie semblable.
Nous devons ajouter qu'après les temps de pluie abondante la source est
généralement *iodée*, le lessivage de la roche étant plus complet sans doute.

J'ai pu apprécier encore le brome en précipitant d'abord l'eau avec le nitrate de palladium neutre, filtrant et ajoutant de l'azotate acide d'argent. Le dépôt contenait beaucoup de bromure argentique qui a été réduit comme ci-dessus à l'aide du zinc et de l'acide sulfurique, puis du traitement par l'éther sulfurique.

Nature des iodures et bromures de l'eau de Saxon.

D'après des considérations qui se rattachent aux causes probables de la minéralisation de l'eau de Saxon, il nous importait de rechercher la nature des bases unies à l'*iode* et au *brome*. La présence de la potasse dans les produits, quoique non douteuse, était en proportion trop minime et nullement en rapport avec la quantité de ces corps halogènes pour qu'on dût regarder ceux-ci comme unis à cette base.

Nous avions aussi fait réduire 6 litres d'eau minérale à 75 grammes, et comparativement nous avions pris 75 grammes d'eau distillée chargée à dessein d'*iodure* et de *bromure* de potassium dans les proportions représentées par celles de l'*iode et du brome* des 6 litres de l'eau naturelle minérale. Ces deux liquides, désignés A le premier et B le second, furent additionnés de chlorure de platine ; la liqueur A fournit un précipité de *chlorure* double *potassico-platinique* très-minime comparativement à celui donné par la solution B. Il fallait donc chercher un autre état de combinaison.

En évaporant à siccité le produit alcoolique isolé des concentrations ménagées de l'eau de Saxon, on reconnaissait aisément la chaux et la *magnésie ;* de plus le sel obtenu acquérait une *teinte rosée*, semblable à une solution artificielle de *bromure et d'iodure de calcium* amenée au même état.

De plus, lorsqu'on fit passer de l'acide carbonique dans l'eau minérale vierge, cette eau prit pendant quelque temps une nébulosité qui finit par donner lieu après repos à un léger précipité blanc de carbonate terreux.

Toutes ces épreuves conduisaient à admettre l'existence d'*iodure* et de *bromure à base de chaux* et sans doute de *magnésie*.

Pour en avoir une preuve décisive, nous avons fait l'essai que voici : 6 litres d'eau de Saxon furent agités dans un vase de verre bien bouché avec quelques grammes de magnésie caustique pure ; on précipita au moyen de cette addition les bicarbonates de chaux et de magnésie *primitifs solubles* en les rendant alors *carbonates neutres insolubles.* On le démontrera en prenant le dépôt recueilli et en le traitant par l'acide chlorhydrique pur à saturation ; il contenait aussi de la silice, du phosphate calcaire, puis du sesquioxyde de fer. Le liquide obtenu alors après la filtration fut mêlé avec un excès de phosphate de soude qui y détermina un précipité assez abondant de phosphate calcique ; le resté retenait la magnésie soit *préexistante,* soit *ajoutée* pour *l'essai* après l'action de la magnésie comme nous l'avons annoncé ; nous avons filtré et rapproché presque à siccité le liquide, où avait agi plus haut la magnésie, pour le reprendre alors à chaud au moyen de l'alcool rectifié ; une nouvelle filtration eut lieu et la partie alcoolique fut de nouveau aussi évaporée ; on étendit d'eau pure ce résidu et on y ajouta alors avec soin du *sulfate acidule d'argent.* Il se forma de suite un *précipité d'iodure et de bromure d'argent,* et on trouva ultérieurement *du sulfate de chaux et de magnésie* facilement appréciables.

On agit sur le même produit avec du *phosphate acidule d'argent* récemment précipité, et en recueillant le liquide on y découvrit aussi *le phosphate de magnésie et celui de chaux* d'une manière non douteuse.

L'iode et le *brome* sont donc réellement dans l'eau de Saxon à l'état de composé *calcaire et magnésien.*

Principe arsenical.

Sans nous arrêter à indiquer la marche suivie pour reconnaître *directement ou indirectement* tous les éléments qui minéralisent l'eau minérale dont nous nous occupons, nous devons dire un mot de *l'arsenic.* Il fut décelé par les méthodes diverses établies sur le principe de Marsh ou avec la modification proposée dans le Journal de pharmacie de 1855. Sa présence a été reconnue soit dans le résidu obtenu de beaucoup d'eau évaporée, soit dans le précipité de nature calcaire formé dans les appareils de chauffage employés pour les bains et les douches

1.

prescrites aux malades de l'établissement thermal de Saxon.

On peut rendre encore *l'existence de l'arsenic manifeste* dans certains résidus obtenus avec la roche dolomitique dont il va être question tout à l'heure.

Le résultat de l'évaporation de l'eau de Saxon faite avec tout le soin possible et amené à un état incomplet de siccité, était formé de sels *devenus insolubles,* composés principalement savoir : *de carbonates de chaux et de magnésie, d'acide silicique, d'alumine, de sesquioxyde de fer, de sulfate calcaire, de phosphate terreux, et d'une matière organique de nature azotée* avec des traces *de sulfure, d'iodure et de bromure calcaires* devenus *très-basiques.*

Les sels *restés solubles* consistaient : en *chlorure* et en un *sel de potasse* peu abondants, en *sulfate de soude,* et surtout en *iodure et bromure de calcium et de magnésium avec quelquefois des vestiges de principes sulfurés et d'ammoniaque.*

Il est probable que pendant l'évaporation il s'est fait, aux dépens des bromure et iodure terreux solubles, une certaine quantité de *carbonates terreux* et de *sels haloïdes très-basiques.*

C'est ce qui est arrivé d'ailleurs quand nous avons évaporé à l'air libre une *solution artificielle* de bromure et d'iodure de calcium.

Composition chimique de l'eau minérale (iodobromurée)
de Saxon.

En groupant les divers éléments trouvés dans l'eau de Saxon par l'analyse faite en grande partie à la source et à l'aide de méthodes variées diverses *directes ou indirectes,* dans le détail desquelles nous n'entrerons pas ici, puis contrôlant toutes ces quantités par celles des éléments appréciés isolément, nous avons, dans le rapport lu à l'Académie de médecine le 24 avril 1855, pu établir ainsi qu'il suit la composition chimique de cette eau minérale pour 1 litre ou 1,000 grammes de liquide, savoir :

Principes volatils. { Acide carbonique libre. . . . . traces légères.
Acide sulfhydrique libre ou combiné, . sensible mais inapprécié.

Grammes.

Principes fixes.

Bicarbonates. . { de chaux. . . . . 0,3200 } 0,3490
de magnésie. . . . . 0,0290 }

Iodures. . . . . . { de calcium. . . } . . . . 0,1100 { *Iode.*
de magnésium. } 0,0937

Bromures. . . . { de calcium. . . } . . . . 0,0410 { *Brome.*
de magnésium. } 0,0324

Chlorure de sodium. 0,0190

Sulfates suppo-sés *anhydres.* { de chaux. 0,0200
de magnésie. 0,2900
de soude. 0,0610

Sel de potasse. 0,0040

Acide silicique. } 0,0500
Alumine. . . . }

Phosphate terreux. . . . . traces sensibles.
Principe arsenical. . . . . indiqué et sensible.
Sel ammoniacal. indiqué.
Sesquioxyde de fer. 0,0040
Manganèse. . . . . traces.
Matière organique azotée (acide crénique sans doute). très-sensible.

Total. . . . 0,9480 (1)

(1) Voici le résultat d'analyses faites par différents chimistes sur 1,000 grammes de liquide.

Tableau indicatif des résultats obtenus par l'analyse.

Sur 1000 grammes d'eau.	RIVIER et FELLENDERG — Dosages. 19 août 1852.	BRAUNS. — Analyse 16 jan. 1853.	Docteur HEIDEPRIEM, de Berlin. — Analyse d'eau puisée au mois de septembre.	SONNENSCHEIN ET POSELGER, de Berlin. — Analyse d'eau puisée en septembre.
Chaux.	0,1519	0,1495	0,149	Iodure de ma-gnésium. 0,112
Magnésie.	0,0660	0,0641	0,064	
Soude.	non déter.	0,0515	0,085	
Potasse.	id.	0,0173	0,024	Iodure de so-dium. . . 0,030
Acide carbonique.	id.	0,2418	0,242	
Acide sulfurique.	0,1768	0,1655	0,175	
Chlore.	0,0115 1/2	0,0114	0,011	Sulfate de ma-gnésie. . 0,121
Iode.	0,0902	0,0658	0,148	
Silice.	non déter.	traces.	traces.	
Alumine, oxyde de fer, acide phosphorique. .	—	traces.	traces.	Les autres sub-stances non dé-terminées.
		7669	898	

. C'est donc bien une eau *iodobromurée calcaire magnésienne.*

D'après les résultats signalés ci-dessus, on peut remarquer que la quantité d'iode annoncée exister dans l'eau de Saxon n'était pas toujours la même ; ainsi :

M. Rivier en accuse. . . . . . . 0,0902 par 1000 grammes d'eau.
M. Brauns. 0,0658
M. le docteur Heidepriem. . . . 0,148
MM. Sonnenschein et Poselger. 0,120 environ.
M. Henry (Ossian). . . . . 0,0937 ; plus brome, 0,0324

D'autres chimistes ont obtenu tantôt des proportions analo-
gues et tantôt de très-minimes. Il y a donc ici, comme cela arrive à la plupart des eaux minérales, *quelques variations dans la
proportion* des éléments minéralisateurs ; mais je n'admets pas,
avec quelques-uns de ces savants, que l'*iode et le brome* fassent
par *intermittence* complétement défaut. Il serait, dans l'état
actuel, des choses, presque impossible de le constater, car on ne
peut avoir l'eau minérale au sortir du rocher ; elle vient sourdre
par deux griphons au fond du bassin qui contient plusieurs
centaines de pieds cubes d'eau ; l'eau en arrivant est toujours
mêlée avec la masse totale. Une intermittence, si elle existe, ne
pourrait se reconnaître qu'en vidant le susdit bassin (chose fort dif-
ficile), ou bien si elle avait lieu tout à fait pendant quelques jours,
l'eau puisée devrait ou pourrait être exempte d'iode et de brome.
Or on a admis que cette intermittence avait lieu quelquefois à
quelques minutes d'écart. J'ai admis qu'il y avait quelques illu-
sions, et déjà j'avais remarqué, comme on l'a dit plus haut, que la
réaction caractéristique de l'iode par le bleuissement de l'amidon
a lieu tantôt instantanément, tantôt seulement par l'exposition
à l'air et après quelque temps. J'ai attribué cela à la présence
passagère et variable d'un peu de *sulfure ;* aussi en ajoutant un
corps *oxygénant* hypermanganate ou un *désulfurant* le sulfate
de plomb, on a immédiatement la teinte désirée.

Jamais dans tous les essais que j'ai faits, soit à la source à des
époques différentes et même l'été dernier, ou sur l'eau expédiée
à Paris, je n'ai manqué d'obtenir de suite ou après quelques
instants la coloration bleue de l'amidon, sans avoir besoin que
l'eau fût concentrée ; elle la fournit aussitôt son puisement et
parfaitement intacte.

De la roche de Saxon et des produits qu'elle peut fournir à la thérapeutique.

A quelques centaines de pas de la source de Saxon, on remarque près d'une partie des bâtiments de l'établissement
thermal un banc de roche de nature dolomitique dont l'étendue
paraît grande, puisque on remarque divers affleurements de
cette roche pendant un parcours de 2 kilomètres.

Cette roche ou rocher dolomitique, cassée et exposée quelque temps à l'air, exhale une odeur safranée prononcée particulière. Elle indique dans le lessivage par les réactifs l'existence de l'*iode* et du *brome* parmi ses composants et en assez grandes proportions; de plus, les autres éléments qui la constituent sont les mêmes que ceux trouvés dans l'eau minérale; c'est donc très-probablement dans cette roche que se forme l'eau de Saxon, tout milite pour faire admettre cette opinion.

J'ai pensé d'après cette considération que la roche pourrait offrir aussi différents produits utiles à la thérapeutique hydrothermale.

Ainsi, en réduisant convenablement en poudre très-fine cette roche, on pourra préparer avec elle *des tablettes ou pastilles, du chocolat, des poudres dentifrices, des pommades,* ou bien avec la poudre seule faire *des sachets, des topiques,* en la réduisant en bouillie épaisse ou étendue sur des cataplasmes; lessivée avec peu d'eau, on obtiendra des liquides propres à *imbiber des compresses,* à laver des plaies, ou enfin à donner des bains locaux partiels de mains, de pieds, etc., etc. Ces divers emplois seront faits suivant la volonté des médecins, et nous ne doutons pas qu'ils offriront d'utiles ressources dans l'administration de l'eau de Saxon ou de ses produits.

Conclusions.

En résumé de tout ce qui précède, on peut conclure :

1° Que l'eau minérale naturelle de Saxon en Valais (Suisse) est minéralisée principalement par des *iodures et bromures de calcium* et de *magnésium;* qu'elle renferme aussi un *principe arsenical* et quelquefois des traces plus ou moins manifestes *d'un élément sulfureux;* en outre qu'en raison de la proportion des *composés iodés et bromés* comparativement aux autres eaux minérales connues, elle peut être considérée comme tout à fait *unique* quant à présent;

2° Que cette eau coule avec un débit très-abondant, qui permet de répondre à toutes les exigences d'un service thermal de toute nature;

3° Qu'elle n'est pas altérable à l'air, et surtout peut être conservée longtemps en bouteilles sans éprouver d'altération et pour être expédiée au loin;

4° Qu'exposée à une chaleur de 45 à 5o degrés centigrades, elle n'éprouve pas de modifications, ce qui permet de lui donner cette température dans des appareils appropriés pour l'adminis-trer en bains et en douches. L'eau ayant déjà une thermalité de 24 à 25 degrés, il faut peu de difficultés pour obtenir le complé-ment désiré;

5o Que l'existence des principes *iodés et bromés* est incontes-table; qu'elle est *constante*, non *intermittente* comme quelques chimistes l'ont avancé, si ce n'est dans sa proportion, comme cela a lieu pour la plupart des eaux minérales qui offrent des variations sensibles dans la proportion de leurs éléments; une *disparition complète* dans des temps fort courts ne nous semble pas admissible avec le débit énorme de la source, et il ne nous paraît pas possible même de la démontrer dans l'état actuel des choses (1);

6° Que d'après la composition chimique, l'eau de Saxon se prêtera aisément au traitement des maladies des organes respi-ratoires par les modes d'inhalation mis en usage aujourd'hui;

7° Qu'il existe près de l'établissement thermal de Saxon une roche dolomitique particulière *iodobromurée* calcaire d'une étendue considérable, et dont on retrouve des affleurements à 1 ou 2 kilomètres; que l'eau paraît se minéraliser par le lessi-vage naturel de cette roche;

8° Qu'il est possible avec cette roche réduite en poudre de présenter, sous la forme de composés pharmaceutiques, *des ta-blettes, pommades, sachets, topiques,* etc., et suivant l'indication des médecins, des médicaments soit internes, soit externes, qui

---

(1) La source coule, répétons-le, par deux bouches ou griphons, au fond d'un bassin qui contient plusieurs centaines de mètres cubes d'eau, et l'eau qu'on peut prendre pour les essais n'est amenée qu'à l'aide d'une pompe. Comment pourra-t-on juger de l'intermittence *iodée* de minute en minute, dit-on, dans ces conditions? Nous ne le voyons pas possible, car on puise dans une masse d'eau, continuellement, où la proportion relative peut varier, mais où la disparition complète ne saurait être appréciée. Il faudrait pour cela que l'eau fût reçue et essayée au sortir de la roche et des griphons, ce qui n'a pu être exécuté jusqu'à présent.

viendront suppléer l'eau minérale de Saxon, ou concourir avec
elle dans les traitements divers obtenus par son action.

Pour terminer cette notice, nous croyons indispensable
d'annexer ici l'intéressant résumé fait par MM. les docteurs
Claivaz et Grillet sur les propriétés médicales de l'*eau naturelle
iodobromurée* de Saxon; le voici :

*Résumé sur les propriétés médicales de l'eau de Saxon en Valais,
    d'après une observation pratique de plusieurs années;* par
    MM. les docteurs GRILLET et CLAIVAZ.

Quand la nature, toujours si féconde en ressources, vient
mettre aux mains de la médecine un moyen efficace et sûr de
combattre les maladies les plus rebelles, on doit considérer cette
découverte comme le plus grand bienfait pour l'humanité souf-
frante ; car, disons-le franchement, si les moyens de guérir dont
la thérapeutique dispose sont nombreux, les maladies contre
lesquelles elle les dirige sont bien plus nombreuses encore : et
dans ce nombre infini, il s'en trouve qui, par leur opiniâtreté,
désespèrent le malade et les médecins les plus persévérants.
Encore si, après un traitement rationnel et consciencieusement
suivi, pendant des années, le malade et le médecin avaient la
certitude d'avoir atteint leur but! Mais, hélas! il n'en est point
ainsi. Qui pourra jamais, d'une manière absolue, prétendre
avoir détruit à fond les dernières traces d'une diathèse scro-
fuleuse, herpétique invétérée, d'une syphilis constitutionnelle, etc., etc.?
Si les théories ne sont pas d'accord, si les opinions sont encore divisées sur le meilleur traitement à suivre dans ces affections qui font le désespoir de tant de familles, de jeunes gens et
d'hommes âgés, il est une question importante cependant sur
laquelle les hommes les plus éminents de la science semblent
s'entendre complétement : nous voulons parler de la syphilis
constitutionnelle. Longtemps les uns ont prétendu qu'il ne pouvait y avoir de guérison sans mercure, les autres proscrivaient
cette substance non-seulement comme inutile, mais comme
dangereuse. Chacun donnait la préférence à son système, à sa
méthode, et chacun prétendait s'appuyer sur des faits égale-

tuent bien suivis, bien observés. Aujourd'hui les praticiens les plus expérimentés sont tous d'accord sur l'emploi du mercure dans les cas primaires et secondaires, et sur celui de l'iode et ses composés dans les accidents tertiaires.

Pour combattre le principe scrofuleux, on sait généralement qu'il faut avoir recours à l'usage des altérants et des modificateurs puissants et énergiques dont l'action sur la composition du sang est bien constatée. Ainsi, on emploie tantôt les ferrugineux, tantôt les mercuriaux, mais surtout l'iode et ses diverses préparations, les bains, joints à une alimentation substantielle et réparatrice, ainsi que l'exercice en plein air dans une atmosphère pure et fortement oxygénée, celle des montagnes de préférence.

Si l'iode peut être administré sous forme de bains, que ces bains le contiennent en assez fortes proportions pour rendre son action très-énergique sans être dangereuse, ce mode d'application sera bien préférable. On ne fatiguera pas de cette manière les organes digestifs ; on ne provoquera pas de lassitude, de malaise, de diarrhée. Il est facile de proportionner la durée du bain sur l'âge, la constitution du malade, la nature, l'ancienneté, la gravité de l'affection ou d'en modifier la température d'après le degré de sensibilité du malade. On peut prendre un ou plusieurs bains par jour, pendant un temps déterminé. Il est possible, en un mot, de varier le traitement chaque jour, chaque heure, chaque instant. C'est pour cette raison que les bains iodurés sont si souvent prescrits à cause de la profonde action modificatrice qu'ils exercent sur l'organisme.

Reste la question de savoir si les bains iodurés artificiels produisent les mêmes effets que les eaux minérales naturelles qui contiennent de l'iode en assez forte proportion. A cet égard, il ne saurait y avoir de doute. L'expérience a démontré que les eaux artificielles, quelle que soit l'habileté qui préside à leur fabrication, ne produisent plus sur l'organisme les mêmes effets que les eaux naturelles. Aussi voyons-nous le médecin s'assurer avec le plus grand soin que les eaux dont on prescrit l'usage proviennent réellement de la source à laquelle on donne la préférence, et l'expédition de ces eaux se fait avec une attention scrupuleuse aux dépôts qui existent dans presque toutes les

grandes villes. Il y a, au reste, beaucoup d'eaux minérales que
la chimie ne parvient point à reproduire. Il y manque toujours
quelque chose. C'est que la nature a des secrets que l'art, même
le plus perfectionné, n'a pas découverts encore et ne découvrira
probablement jamais.

Saxon se trouve dans les conditions les plus heureuses. La
source est abondante. La situation, les alentours sont charmants.
L'accès est très-facile. Le confortable de l'établissement des
bains et de l'hôtel ne laissent rien à désirer. Si l'on ajoute à
tout cela que les éléments minéralisants que cette source remarquable présente à l'analyse sont en quantité telle qu'elle peut, à
juste titre, être considérée comme une exception parmi les eaux
de même nature, si rares d'ailleurs, on peut affirmer que Saxon
réunit au plus haut degré tout ce qui peut engager les malades
à s'y rendre et les médecins à les y envoyer.

Il est infiniment regrettable que l'on ait si peu écrit encore
sur Saxon. Cette source puissante n'est connue que depuis environ vingt ans. Les propriétaires n'ont à peu près rien fait pour
la faire connaître et étendre sa réputation. On peut dire que ce
sont plutôt les malades qui sont venus y chercher leur guérison
qui ont fait sa renommée; car les guérisons remarquables qu'elle
a opérées en grand nombre, et dans des cas désespérés, sont
une garantie de sa grande efficacité et de l'avenir prospère as-
suré à cet établissement.

Mais laissons parler la chimie et surtout par l'organe d'un de
ses représentants les plus illustres, et dont l'autorité est si grande
toutes les fois qu'il s'agit d'apprécier une eau minérale, M. Ossian Henry père, de Paris.

Nous transcrivons textuellement ce court passage de la notice
de ce savant chimiste sur Saxon, travail publié dans le *Journal
de pharmacie et de chimie*, septembre et octobre 1856, p. 19 :

« Nous n'avons aucun doute sur le bel avenir que la source
« de Saxon est appelée à obtenir quand une administration bien
« entendue viendra en diriger l'emploi dans un établissement
« thermal plus complet (l'établissement est des plus complets
« aujourd'hui).

« L'eau de Saxon prendra un jour rang à côté *des premières
« eaux naturelles du monde*, et deviendra pour le pays valaisan

« une source certaine de prospérité. Située sur la route de Ge-
« nève au Simplon, au centre de tous les points d'excursion, le
« mont Blanc, Chamounix, le Grand-Saint-Bernard, le mont
« Rose, etc., elle se trouve ainsi dans les conditions les plus
« avantageuses.

« Nous faisons, en conséquence, les vœux les plus ardents
« pour que nos réflexions soient bien comprises ; nous ajoutons
« surtout du *monde médical* qui s'estimera heureux d'avoir à
« sa disposition un moyen si héroïque de guérison. »

Ainsi s'exprimait M. Ossian Henry, en 1856. L'intérêt que la
source de Saxon lui avait inspiré était si vif, qu'il est revenu la
visiter en juin 1858. Ses nouveaux essais d'analyse ont pleine-
ment confirmé les premiers. Voici un extrait des notes inédites
qu'il a transmises à la direction de l'établissement, en août
dernier :

« En 1858, la source était mieux aménagée, elle ne m'a paru
« avoir subi aucun changement ; l'eau était limpide, sans saveur
« désagréable ; elle indiquait *la présence de l'iode d'une manière*
« *très-prononcée* et sans qu'il fût nécessaire de concentrer le li-
« quide. »

Après avoir exposé un nouveau travail d'analyse exécuté en
1858, non-seulement sur l'eau de la source, mais encore sur
les roches de la montagne environnante, travail qui l'a conduit
aux mêmes résultats, M. Ossian Henry termine sa nouvelle notice par les lignes suivantes :

« L'eau naturelle de Saxon me semble donc, par la proportion
« des éléments *iodés et bromés* qu'elle contient, des plus intéres-
« santes non-seulement au point de vue de la géologie, mais
« sous celui de la thérapeutique. Les résultats que l'on obtient
« chaque année, par son emploi médical, font aisément prévoir
« que cette eau, mieux connue un jour, occupera un des pre-
« miers rangs dans l'hydrologie. »

Telle est l'opinion d'un des hommes les plus éminents de la
science et des plus compétents en pareille matière, sans parler
des travaux de MM. Brauns, Rivier, Fellenberg, Morin, Sonnenschein, Poselger, Heidepriem, Abbene, Kramer, etc., etc.,
sur l'eau de Saxon, travaux qui ont tous constaté la présence de
l'iode et celle du brome dans cette source.

La chimie a parlé. Elle déclare que l'eau de Saxon, par la proportion des éléments iodés et bromés qu'elle contient, est des plus intéressantes non-seulement au point de vue de la géologie, mais sous celui de la thérapeutique et qu'elle occupera un des premiers rangs dans l'hydrologie.

Laissons maintenant parler la médecine. Voyons si les guérisons obtenues à Saxon, depuis vingt ans, répondent à ce qu'on pouvait attendre de sa composition chimique. Nous extrayons des observations de M. le docteur Claivaz, les cas de guérisons qui nous semblent plus spécialement devoir être signalés. Ils feront comprendre combien est étendu le domaine pathologique dans lequel l'eau de Saxon peut recevoir une utile et bienfaisante application.

Il résulte de ces observations que l'eau de Saxon triomphe d'une manière inespérée dans une foule d'affections chroniques. Leur action est surtout d'une haute valeur dans les maladies qui ont leur cause dans les diathèses scrofuleuses et syphilitiques. Les engorgements, la suppuration des glandes, les tumeurs blanches des articulations, les gonflements et la carie des os, les sécrétions anormales des paupières, les écoulements de mauvaise nature des oreilles, du nez, l'ozène, le lupus, les engorgements chroniques des amygdales, les ulcérations, le rachitisme trouveront dans l'eau de Saxon un moyen de guérison étonnant. Tous les ans on y voit des enfants changer complétement en quelques jours, prendre un teint meilleur, plus de gaieté, de vie et d'énergie dans les mouvements, un appétit plus décidé, un sommeil plus calme. Tout l'organisme subit une métamorphose complète, et après quelques semaines de traitement, à la place d'un enfant chétif, au teint pâle, aux lèvres gonflées, au nez épaté, à la marche lente, pénible et incertaine, aux digestions difficiles et laborieuses, vous avez un être nouveau devant les yeux, rempli d'animation et de vie. Souvent on a vu revenir des eaux de Saxon de ces petits êtres qui n'étaient plus reconnaissables.

Une autre maladie dans laquelle l'eau de Saxon est d'un secours des plus efficaces, c'est la syphilis constitutionnelle. Elle rend les services les plus signalés dans les cas rebelles. Les syphilides de la peau, l'engorgement chronique des ganglions, de

la prostate, les ulcérations de la gorge, du nez, les tumeurs os-
seuses, le exostoses avec douleurs nocturnes obtiennent à Saxon
les résultats les plus heureux. Nous y avons envoyé nous-même
l'année dernière deux malades, l'un très-âgé, l'autre âgé de
trente ans, tous deux atteints de toute la série de maux que nous
venons d'énumérer, et tous deux ont quitté les eaux complétement guéris après un traitement de six semaines. Ces deux cas
étaient si anciens, si graves qu'une année de traitement par les
moyens ordinaires n'eût pas suffi pour arriver à ce résultat.

L'action de l'eau de Saxon étant d'une telle puissance modificatrice, on peut facilement se rendre compte de ses heureux
effets dans les affections rhumatismales et goutteuses chroniques, dans les diathèses cancéreuses, les engorgements chroniques de l'utérus, des viscères, du foie, de la rate. Aussi voit-on,
chaque année, les plus beaux succès couronner le traitement de
ces longues et rebelles maladies.

L'exposé qui précède est plus que suffisant pour démontrer
l'importance et la haute valeur thérapeutique de l'eau de Saxon.
Cette source précieuse est appelée à rendre les plus grands services, puisqu'elle constitue un des agents les plus héroïques de
combattre les maladies les plus opiniâtres, et malheureusement
les plus répandues aujourd'hui dans la société.

Nous ne saurions mieux terminer ces courtes réflexions sur la
source de Saxon qu'en répétant les paroles de M. Ossian Henry :
que *Saxon prendra un jour rang à côté des premières eaux naturelles du monde ; que par la proportion* des éléments *iodés et
bromés qu'elle contient* elle est des plus intéressantes au point
de vue de la thérapeutique ; que mieux connue, un jour elle occupera l'un des premiers rangs dans l'hydrologie. Nous dirons
aussi, avec l'illustre chimiste, que nous faisons les vœux les plus
ardents pour que nos réflexions soient bien comprises, surtout
bien comprises du monde médical qui s'estimera heureux d'avoir
à sa disposition un moyen si héroïque de guérison.

www.ingramcontent.com/pod-product-compliance
Ingram Content Group UK Ltd.
Pitfield, Milton Keynes, MK11 3LW, UK
UKHW021530080726
13613UKWH00008B/2042